AF463470

ANATOMIE

ÉLÉMENTAIRE ET DESCRIPTIVE

DE

TOUTES LES PARTIES DU CORPS HUMAIN,

SUIVIE

DE LEUR ANATOMIE TOPOGRAPHIQUE

APPLIQUÉE

A LA MÉDECINE OPÉRATOIRE,

AVEC DES PLANCHES LITHOGRAPHIÉES REPRÉSENTANT LES ORGANES ET LES RÉGIONS SELON LEUR GRANDEUR NATURELLE.

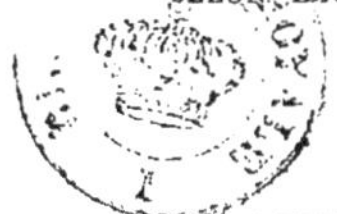

Prospectus.

IMPRIMERIE DE Ve THUAU,
rue du Cloître-St.-Benoît, n. 4.

ANATOMIE

ÉLÉMENTAIRE ET DESCRIPTIVE

DE

Toutes les Parties du Corps humain,

SUIVIE

DE LEUR ANATOMIE TOPOGRAPHIQUE

APPLIQUÉE

A LA MÉDECINE OPÉRATOIRE;

PAR

CH.-J.-J. BOUGON,

Chevalier des Ordres de Saint-Michel et de la Légion-d'Honneur; premier Chirurgien ordinaire du Roi, et Chirurgien principal de ses armées; Chirurgien ordinaire de S. A. R. Madame, Duchesse de Berri; Docteur et Professeur de la Faculté de Médecine de Paris; Membre titulaire de l'Académie royale de Médecine, etc., etc.

AVEC DES PLANCHES LITHOGRAPHIÉES REPRÉSENTANT LES ORGANES ET LES RÉGIONS SELON LEUR GRANDEUR NATURELLE;

Préparations anatomiques, exposition de ces préparations, indication des procédés opératoires et explication des planches;

Par **A. VIDAL** (de Cassis),

DOCTEUR EN MÉDECINE DE LA FACULTÉ DE PARIS.

Paris,

Chez GERMER-BAILLIÈRE, Libraire, rue de l'Ecole-de-Médecine, n° 13 *bis*;

ET CHEZ L'AUTEUR, RUE DE RIVOLI, N° 8.

1830.

PROSPECTUS.

L'étude anatomique du corps humain ne se borne plus aujourd'hui à la connaissance isolée, à la description aride des différentes parties qui le composent ; et de nombreuses applications aux sciences physiologiques, philosophiques et médicales en ont successivement agrandi le domaine. Mais une pareille extension, tout en rendant cette étude plus attrayante et plus utile, lui a plus sévèrement encore imposé l'obligation de ne jamais s'écarter du vrai; et comme le vrai n'est que dans la nature, vers la nature seule doivent se porter tous nos regards. C'est donc sur l'homme même qu'il faut étudier l'anatomie de l'homme, et surtout lorsqu'on doit l'appliquer à la chirurgie, à la médecine, aux beaux-arts.

Cependant l'homme pour qui cette anatomie est spécialement une science d'application, se trouve, à chaque instant, arrêté par un détail qu'il avait négligé, par un rapport de parties qui a fui de sa mémoire ; et comme, au milieu de ces dangereuses incertitudes, il lui est rarement possible de consulter la nature, il éprouve le continuel besoin de recourir à des moyens qui puissent toujours la lui représenter avec fidélité.

D'un autre côté, le temps que l'élève en médecine peut sacrifier à ses études scolaires lui permet à peine, quelque laborieux qu'il soit, de voir par lui-même, de revoir encore toutes les parties, tous les organes qu'il doit connaître; et surtout en ce moment où le zèle, très-louable sans doute, mais quelquefois mal entendu, qu'inspire l'anatomie pathologique conduit à mutiler la plupart des cadavres que les hôpitaux abandonnent aux amphithéâtres de dissection. Ajoutez à cette pénurie de sujets utiles à l'instruction anatomique, le dégoût qu'inspire la vue d'un corps inanimé, le danger même du poison suspendu dans l'atmosphère de ces amphithéâtres; et l'on ne sera plus étonné de l'avidité générale avec laquelle on recherche tous les moyens à l'aide desquels les arts peuvent ici suppléer la nature en l'imitant.

Parmi ces moyens, tour-à-tour essayés avec plus ou moins de succès, les dessins anatomiques ont prévalu, et ils devaient prévaloir. Avec eux, en effet, il y a, tout à la fois, économie de peines, de temps et d'argent; facilité de conservation et de transport. On y trouve surtout l'avantage inappréciable d'une représentation simultanée de tous les rapports de l'organe à étudier, et on peut même y envisager d'un seul coup-d'œil des détails que la description la plus exacte aurait peine à réunir.

Mais les savans, les artistes qui, jusqu'à présent, se sont livrés à ces difficiles travaux, ont-ils tout fait, pouvaient-ils tout faire pour les rendre vraiment utiles? Nous ne le croyons pas; et cependant on ne doit point, à cet égard, blâmer l'insuffisance de leurs efforts.

Ce ne fut qu'après s'être long-temps exercés à l'imitation de la nature humaine, étudiée sous ses plus belles formes, que les anciens créèrent ces statues modèles, objet de l'admiration de tous les siècles; ce n'était également que par la comparaison répétée d'un grand nombre de préparations fraîches, exécutées sur des sujets non altérés par de longues maladies; par la confrontation attentive de ces préparations, soit avec les pièces conservées dans les musées anatomiques, soit avec les belles planches des Camper, des Scarpa, des Sœmmering (1), qu'on pouvait arriver à établir des *types*, aussi *modèles*, des différens organes qui entrent dans la composition du corps humain.

(1) Les collections de Bidloo, de Loder, de Caldani, seront aussi consultées, et on ne négligera pas surtout les ouvrages essentiels de Vésale, Albinus, Haller, Vicq-d'Azyr, G. Hunter, Mascagni, Walter, Gall et Spurzheim; de S.-A. Cooper; de MM. Charles Bell, Herbert-Mayo, Tiedemann, Breschet, etc., etc.

Cependant personne encore n'a cru devoir adopter, pour toutes les parties d'une iconographie anatomique, ces *types modèles* ; et l'on voit, en effet, dans une série de planches, souvent même dans une seule planche, la réunion bizarre de figures empruntées à des sujets de taille, de sexe et d'âge différens. Toutefois une confusion aussi fâcheuse a été généralement aperçue, et elle est telle, en réalité, que si, pour l'étude d'une région ou d'une fonction, on voulait en ce moment réunir toutes les parties, tous les organes qui leur appartiennent dans ces planches, on donnerait naissance à un monstre que méconnaîtraient même leurs auteurs.

C'est donc au défaut d'unité dans l'exécution des planches dont se composent les ouvrages anatomiques publiés jusqu'à ce jour, qu'il faut attribuer les erreurs qu'elles peuvent propager, l'ennui que souvent elles font naître chez ceux qui les étudient au moment de les appliquer à la pratique de l'art de guérir. Pouvait-il en être autrement, lorsque les objets qui doivent y être figurés sont représentés, tantôt selon leur grandeur naturelle, tantôt moitié, tiers ou quart de nature, et surtout quand on impose aux lecteurs la pénible tâche, la tâche même impossible pour ceux étrangers aux arts graphiques, d'établir, sur ces différentes figures, les échelles de proportion nécessaires à leur intelligence, et par conséquent à leur utilité.

Il est d'ailleurs des détails anatomiques de la plus haute importance, qui s'évanouissent sous le crayon du dessinateur dès qu'il lui faut augmenter la ténuité naturelle de ces parties ; ou si, malgré tout, il s'obstine à les y conserver, ils cessent désormais d'être vrais, puisqu'ils ne sont plus dans leurs rapports physiques ordinaires avec les objets qui les environnent.

Des défauts aussi essentiels devaient donc disparaître à l'avenir des planches anatomiques, si on voulait arriver à substituer un jour l'art à la nature. Mais la chose était difficile, et elle serait toujours restée impossible, si l'on n'avait enfin trouvé la méthode à l'aide de laquelle on pût constamment les éviter. Cependant les recherches nécessaires pour atteindre un but si important à l'étude et aux progrès de l'anatomie, exigeaient de longs essais, des travaux indépendans de toutes idées théoriques préconçues ; et ce n'est aussi qu'après l'avoir long-temps soumise à la sanction de l'expérience (1), que M. le professeur

(1) En 1819, M. Bougon avait déjà communiqué à plusieurs de ses confrères le plan d'une collection de planches anatomiques exécutées selon cette méthode ; et sa publication était même dès lors encouragée par une protection auguste. Depuis cette époque, il a, dans ses leçons cliniques à l'hospice de la Faculté de Médecine, insisté sur

Bougon s'est décidé pour la méthode adoptée dans cet ouvrage. Cette méthode consiste à observer successivement et comparativement toutes les parties du corps humain, d'abord sur des sujets préparés dans les amphithéâtres, puis sur des pièces prises dans les Musées, enfin dans les meilleures planches anatomiques, pour les dessiner ensuite, et les décrire dans un rapport constant avec un type modèle qui serve à les étudier avec plus de facilité, et à les mieux classer dans la mémoire. Le type qu'on a cru devoir choisir ici est celui d'un homme adulte de 5 pieds 3 pouces, offrant les proportions les plus exactes, et considéré dans l'état de santé. Cette taille est d'ailleurs celle de la plupart des hommes qui réclament journellement les soins de la médecine.

Une méthode aussi philosophique, puisqu'elle réunit, dans le but d'arriver à des résultats positifs, l'analyse de tous les objets isolément observés, à la synthèse qui en crée des types, qui les groupe en régions, a donc, même sous le point de vue théorique, des droits à l'attention générale. Cependant son importance, sous le rapport des applications à la pratique, est encore plus évidente; et déjà même essayée, pour l'exposition de détails importans à l'ana-

les avantages, pour la chirurgie, d'une iconographie qui fût, en quelque sorte, la traduction littérale de la meilleure description anatomique connue.

tomie chirurgicale, elle a mérité les éloges des maîtres de l'art.

Conçu et exécuté selon la méthode qui vient d'être expliquée, l'ouvrage annoncé par ce *Prospectus* devra donc être divisé en deux sections principales. Dans la première, toutes les parties du corps humain seront représentées de manière à en rendre la préparation plus facile, la description plus exacte et plus claire ; et c'est ce qui constituera l'ANATOMIE ÉLÉMENTAIRE ET DESCRIPTIVE. Dans la seconde, ces parties et les organes qui résultent de leur union formeront des régions distinctes, où l'on tracera avec précision tous les procédés qui méritent l'attention du chirurgien ; et cette partie sera appelée ANATOMIE TOPOGRAPHIQUE APPLIQUÉE A LA MÉDECINE OPÉRATOIRE.

Cependant, dans l'anatomie élémentaire et descriptive, on ne négligera rien de ce qui pourra, par avance, faciliter l'étude des connexions mutuelles de ces organes ; et, quand plusieurs parties auront entre elles des rapports importans ou difficiles à étudier, on les représentera en autant de planches qu'il sera indispensable de le faire.

Ainsi, pour l'exposition des os du crâne et de la face, exposition qui exige ordinairement de la part du maître et de l'élève beaucoup de temps et d'attention, on répétera les figures de ces os de telle sorte que l'on puisse acquérir promptement et sûrement la connaissance de cette partie de l'ostéologie la plus pénible à apprendre ; et dans ce cas, comme en beaucoup d'autres sans doute, on fera mentir ce trop fameux proverbe, qu'*il faut avoir plusieurs fois oublié l'anatomie pour la savoir une seule fois.*

Mais l'étendue des travaux exigés pour cette publication imposait à M. Bougon la nécessité de recourir à la coopération d'hommes exercés à l'observation de la nature, et il s'est associé, pour les préparations anatomiques et l'indication des procédés chirurgicaux, M. le Docteur Vidal, de Cassis, déjà connu par ses recherches sur quelques parties de la médecine opératoire.

Des observations empruntées à la pathologie, à la thérapeutique, des considérations physiologiques déduites surtout de la forme et des connexions des organes, ne seront point d'ailleurs négligées dans la rédaction du texte de cet ouvrage, car l'anatomie est peut-être la science pour l'étude de laquelle la mémoire d'association soit la plus utile.

On y rappellera également avec soin, mais avec réserve, l'histoire des découvertes dont cette science a été successivement enrichie; on insistera sur celles qui sont dues aux contemporains (1),

(1) Il serait injuste, en effet, de taire, à côté des noms déjà cités à la page 7 de ce Prospectus, ceux de Bichat, de Chaussier, de Béclard ; de MM. les barons Cuvier, Portal

et on sera surtout heureux de pouvoir s'y autoriser quelquefois des conseils de ces hautes capacités qui étonnent leur siècle en l'éclairant (1).

D'un autre côté, M. Frédéric DENIAU, Sculpteur habile, et bon Anatomiste lui-même, s'occupera du rapport continuel de toutes les parties, de tous les organes, de toutes les régions au *type modèle*, l'une des bases essentielles de la méthode adoptée pour cet ouvrage; et il se chargera, en outre, de la direction de tous les dessins, qui seront d'ailleurs faits sous ses yeux par les meilleures mains.

Enfin ces dessins seront retouchés par M. Capdebos, dont le nom est justement inscrit parmi ceux des artistes distingués de la capitale, et toute la partie lithographique sera confiée à ses soins et à son talent.

L'ouvrage complet comprendra 50 livraisons,

et Boyer; de MM. Blandin, Brodie, Cruveilhier, Delpech, Desmoulins, Duméril, Dutrochet, Edwards, Flourens, Geoffroy-Saint-Hilaire, Lauth, Lobstein, Magendie, Marjolin, Meckel, Ribes, Serres, Velpeau, Wentzel, etc., etc.

(1) M. le Baron DUPUYTREN veut bien, en effet, aider MM. Bougon et Vidal d'un grand nombre de dessins qu'il possède, et surtout de ses lumières, pour la partie qui traitera plus directement de l'anatomie appliquée à la médecine opératoire; ils trouveront en même temps, au sein de la Faculté de Médecine de Paris, des secours qui, sous tous les rapports, concourront à la perfection de cet ouvrage.

composées chacune de trois planches grand in-fol. (1), de leurs explications en regard, et de deux à trois feuilles de texte sur papier de même grandeur.

Un petit nombre de planches seront, les unes coloriées, et les autres tirées sur papier grand-jésus, ou papier de Chine.

(1) Ces trois planches contiendront autant de dessins que six de celles publiées jusqu'à ce jour.

CONDITIONS DE LA SOUSCRIPTION.

La première livraison paraîtra le 1er juillet 1830; les suivantes se succéderont régulièrement de mois en mois.

Prix de chaque livraison, papier satiné... 8 f. 50 c.
Grand papier vélin et figures coloriées... 15 f.

ON SOUSCRIT A PARIS,

Chez GERMER-BAILLIÈRE, Libraire, rue de l'Ecole-de-Médecine, n. 13 *bis*;

BÉNARD, galerie Vivienne, n. 49;

Aux bureaux de la *Revue Encyclopédique*, rue de l'Odéon, n. 18;

Et chez **M. BOUGON**, rue de Rivoli, n. 8;

A **BRUXELLES**, au dépôt de la Librairie médicale française;

A **LONDRES**, chez J.-B. BAILLIÈRE, n. 219, Regent-street;

A **ROUEN**, chez FRÈRE, Libraire;

A **MARSEILLE**, chez CHAIX, CAMOIN;

A **TOULON**, chez LAURENT;

A **TOULOUSE**, chez SENAC;

A **MONTPELLIER**, chez SEVALLE;

A **BORDEAUX**, chez LAVALLE;

A **LILLE**, chez BRONNER-BAUWENS;

A **STRASBOURG**, chez LEVRAULT, FÉVRIER;

A **LYON**, chez MAIRE.

On trouve chez GERMER-BAILLIÈRE, *Libraire à Paris*, *les Ouvrages suivans :*

BLANDIN (PH. FRÉD.). Traité d'anatomie topographique, ou Anatomie des régions, considérée spécialement dans ses rapports avec la Chirurgie et la Médecine opératoire. *Paris*, 1826. Un fort vol. in-8°, et atlas in-fol. de douze planches, br. 16 fr.

On a tiré quelques exemplaires sur papier de Chine. 20 fr.

BRIERRE DE BOISMONT. Traité élémentaire d'anatomie, contenant : 1° les préparations anatomiques ; 2° l'anatomie descriptive ; 3° les principales régions du corps humain, avec des notes extraites du cours de PH. FRÉD. BLANDIN, agrégé à la Faculté de médecine de Paris, etc. *Paris*, 1827, un fort vol. br. 8 fr. 50 c.

COMTE (ACHILLE). Circulation du sang dans le fœtus, décrite et dessinée par l'auteur. *Paris*, 1827, in-fol., fig. coloriées. 2 fr.

CHOPART. Traité des maladies des voies urinaires ; nouvelle édition, revue, corrigée, augmentée de notes et d'un mémoire sur les pierres de la vessie et sur la lithotomie ; par FÉLIX PASCAL, D. M. P. *Paris*, 1830, 2 vol. in-8°, br. 12 fr.

HATIN (JULES). La Manœuvre de tous les accouchemens contre nature, réduite à sa plus grande simplicité, et précédée du mécanisme de l'accouchement naturel. *Paris*, 1827, in-18, br. 2 fr. 50 c.

JOBERT (DE LAMBALLE). Traité théorique et pratique des maladies chirurgicales du canal intestinal. (*Ouvrage couronné en* 1829 *par l'Institut royal de France.*) *Paris*, 1829, 2 vol. in-8°, br. 12 fr.

LAMARCK (J. B. P. A.). Système analytique des connaissances positives de l'homme, restreintes à celles qui proviennent directement ou indirectement de l'observation. *Paris*, 1830, in-8°, br. 6 fr.

— Philosophie zoologique, ou Exposition des considérations relatives à l'histoire naturelle des animaux ; à la diversité de leur organisation et des facultés qu'ils en obtiennent ; aux causes physiques qui maintiennent en eux la vie et donnent lieu aux mouvemens qu'ils exécutent ; enfin à celles qui produisent les unes le sentiment, et les autres l'intelligence de ceux qui en sont doués. Nouvelle édition. *Paris*, 1830, 2 vol. in-8°, br. 12 fr.

LIPPI (REGULUS). Dissertazione anatomico-zootomico fisiologica, divisa in cinque parti, corredata di tavole che mostrano la bizzarra forma degli organi della riproduzione di due individui nella specie umana. *Firenze*, 1826, in-8°, avec 3 fig. 3 fr. 50 c.

— Illustrazioni fisiologiche e patologiche del systema linfatico-chilifero mediante la scoperta di un gran numero di communicazioni di esso col venoso. *Firenze*, 1825, 1 vol. in-4°, et atlas in-4° de neuf planches. 22 fr.

MANEC. Anatomie analytique, *nerf grand sympathique*, feuille grand in-fol., dessiné par Jacob. *Paris*, 1830. 6 fr. 50 c.

Figures coloriées. 13 fr.

— Recherches anatomico-pathologiques sur la hernie crurale. *Paris*, 1826, in-4°, avec trois planches, br. 2 fr. 50 c.

TABLEAU synoptique de Chimie minérale, indiquant succinctement les principaux caractères physiques, chimiques et distinctifs des corps simples, de leur combinaison et la source de leur extraction. *Paris*, 1829, in-fol. 2 f. 50 c.

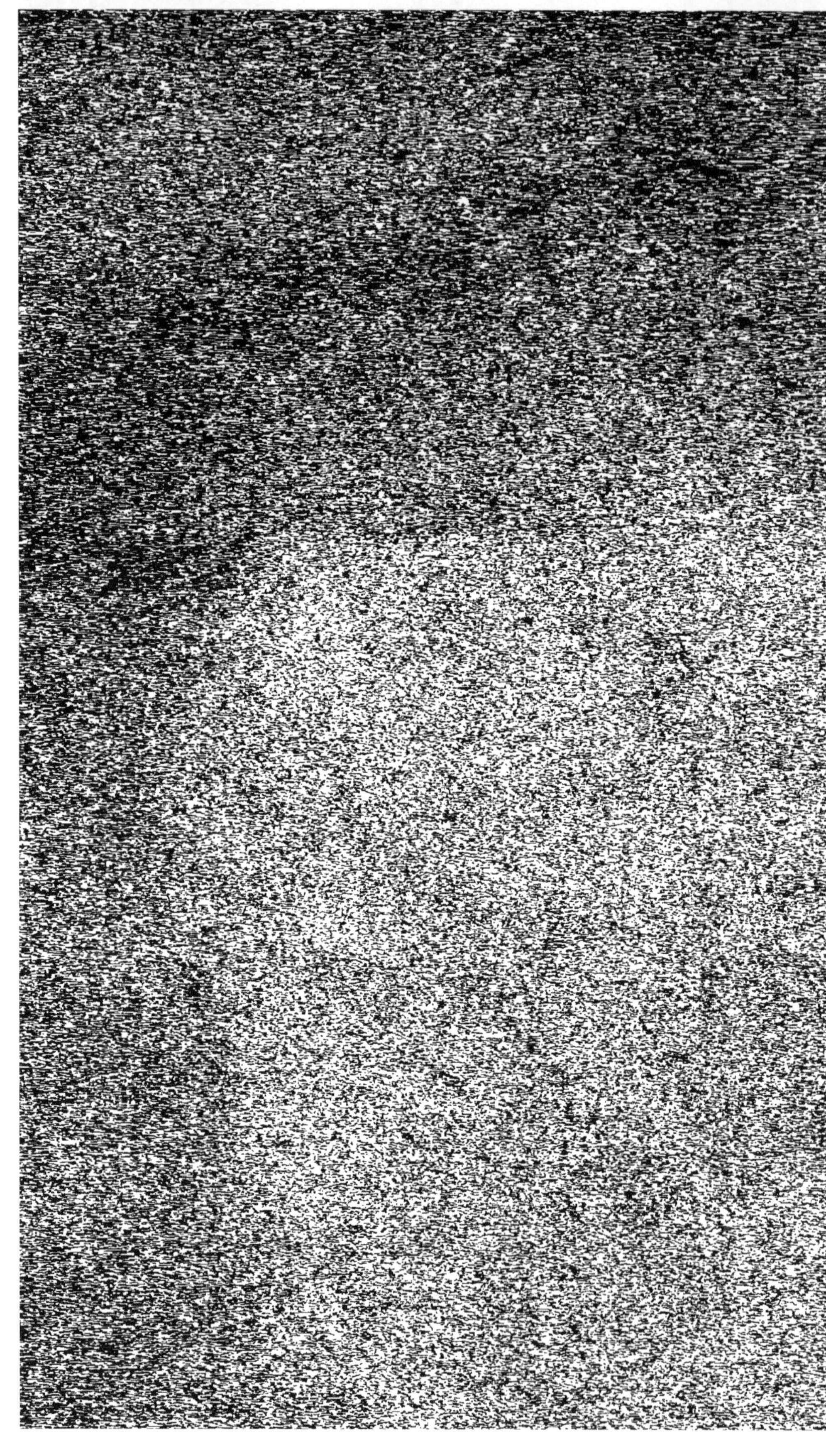

www.ingramcontent.com/pod-product-compliance
Ingram Content Group UK Ltd.
Pitfield, Milton Keynes, MK11 3LW, UK
UKHW012311240726
13966UKWH00005B/1790